LES ALIÉNÉS CRIMINELS

LEUR SORTIE DU QUARTIER DE SURETÉ

Jean-Marie Maurice BADOIT

DOCTEUR EN MÉDECINE

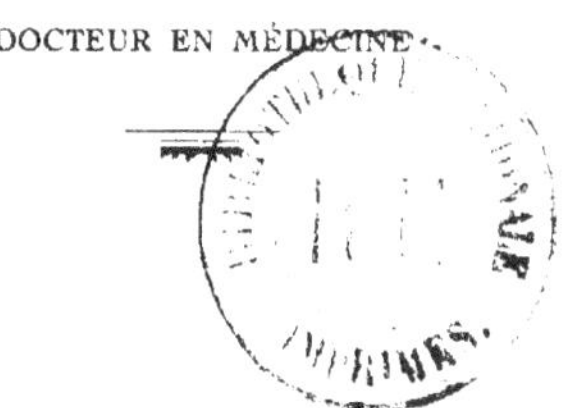

LES ALIÉNÉS CRIMINELS

LEUR SORTIE DU QUARTIER DE SURETÉ

LES ÉDITIONS

DE STRASBOURG-MÉDICAL

STRASBOURG

I, PLACE DE L'UNIVERSITÉ (FOYER UNIVERSITAIRE)

1923

A MES PARENTS

*en témoignage de profonde reconnaissance et de
filiale affection.*

A MES AMIS.

A MON PRÉSIDENT DE THÈSE
Monsieur le Docteur CHAVIGNY,

Médecin principal de 1re Classe,
Professeur de Médecine Légale,
Officier de la Légion d'Honneur.

A MON MAITRE
Monsieur le Docteur ARSIMOLES,

Médecin-Directeur de la Maison de santé de Hœrdt,
Chevalier de la Légion d'Honneur

A MES MAITRES EN PSYCHIATRIE
de la Faculté de Médecine de Strasbourg.

INTRODUCTION.

Pendant notre Internat à l'Asile de Hœrdt, en contact quotidien avec cette catégorie très intéressante des aliénés criminels internés dans un quartier de sûreté, nous avons eu l'occasion de nous intéresser à l'étude de ces malades qui soulèvent de nombreux problèmes à divers points de vue: clinique, sociologique, criminologique.

On est particulièrement frappé par les difficultés qui se posent à tout instant au sujet de leur mise en liberté si ardemment réclamée et pourtant si rarement obtenue.

Vous touchez du doigt les lacunes de la loi de 1838 et les défauts de la plupart des projets de loi déposés sur les aliénés criminels.

Vous pouvez vous rendre compte combien le médecin aliéniste, avec sa longue expérience clinique, est seul en mesure d'envisager le problème sous toutes ses faces et non seulement du point de vue exclusivement social ou juridique.

Nous avons été encouragé à apporter notre modeste contribution à l'étude de cette question et à proposer une solution du problème. Ne pouvant prétendre qu'elle puisse satisfaire tout le monde, du moins avons-nous essayé de concilier tous les aspects du problème dans une formule que nous espérons assez prudente et assez souple pour sauvegarder en même temps et les droits de l'individu et la défense de la société contre l'anormal entré en lutte avec elle.

Mais quelque opinion que l'on ait sur ces propositions, nous pensons et persisterons à penser que toute solution sera fausse et inapplicable qui n'admettra pas le rôle prépondérant du médecin.

Avant d'aborder le sujet de notre travail, nous ne saurions manquer à une respectueuse tradition, à un devoir qu'il nous est agréable de remplir.

A nos maîtres de la Faculté de Médecine de Strasbourg qui ont bien voulu nous faire profiter de leur savoir et de leur expérience au cours de nos études médicales, nous adressons le témoignage de notre profonde gratitude.

Nos remerciements vont spécialement à Monsieur le Docteur Arsimoles auquel nous devons l'inspiration de ce travail, qui a bien voulu nous guider de ses avis éclairés dans son exécution et qui nous a toujours témoigné beaucoup d'intérêt et d'affection lors de notre séjour en qualité d'Interne à la Maison de santé de Hœrdt.

Notre reconnaissance ira à Monsieur le Professeur Chavigny qui nous a fait l'honneur d'accepter la présidence de cette thèse et qui nous a toujours reçu avec une grande bienveillance.

*　*　*

I

L'ALIÉNÉ CRIMINEL.
SA DÉFINITION CLINIQUE.

Que doit-on entendre par aliéné criminel?
Rien de plus complexe au point de vue de la
définition. « Pour certains ..... l'aliéné criminel n'existe pas; pour d'autres tous les aliénés
sont dangereux ou peuvent le devenir d'un moment à l'autre. De là à n'envoyer au quartier de
sûreté que des malades dangereux ou simplement
gênants dans les asiles ordinaires, il n'y avait
qu'un pas. Or ce n'est pas à cet objectif que ré-
pond la création nouvelle. En effet, tous les services d'aliénés sont (ou peuvent être) munis de
moyens propres à traiter et à séparer les aliénés
suivant leurs réactions: par contre il n'existait
pas d'endroits où l'on pût les hospitaliser suivant
leur origine et d'après les actes (délictueux)
commis avant leur internement. » (Colin Henri)

La majorité des auteurs qui se sont occupés
de cette question distinguent au moins quatre
catégories d'aliénés criminels. Le Dr Sérieux
englobe sous ce terme:

« 1º les condamnés devenus aliénés en cours
de peine,

« 2º les aliénés ayant, sous l'influence de leur

délire, accompli des actes délictueux ou criminels et considérés comme irresponsables,

« 3° les aliénés ayant commis des actes dangereux à l'asile,

« 4° les sujets anormaux, dégénérés à instincts malfaisants, généralement considérés comme n'ayant qu'une responsabilité limitée. »

Monfort Pol dans sa récente thèse « De l'Assistance aux aliénés criminels et délinquants anormaux » étudie également les aliénés criminels, les criminels aliénés, les délinquants anormaux et les aliénés dangereux.

« Placés dans des quartiers d'agités, ces aliénés y restent inamovibles, entretenant parmi les autres un esprit de révolte, d'indiscipline, les excitant, les poussant à la violence et aussi aux évasions, d'où la nécessité d'une discipline très sévère, tout ceci au détriment des simples agités qui en subissent le contre-coup moral, surtout que certains aliénés criminels ayant déjà fait un séjour en prison en apportent dans les asiles un certain nombre d'habitudes (contagion de ces vices). De plus la promiscuité avec les criminels, fussent-ils aliénés, froisse un grand nombre de malades ainsi que leurs familles. » (Colin et Demay.)

Or, comme le but que nous devons poursuivre est de rapprocher le plus possible l'asile d'aliénés de l'hôpital ordinaire, une des premières conditions pour y réussir, c'est d'éloigner de cet hôpital psychiatrique tous les malades qui doivent être soumis à une surveillance rigoureuse. C'est pourquoi les psychiatres ont réclamé pour tous ces individus des établissements spéciaux avec un régime différent de celui des asiles régis par la loi de 1838 afin d'adoucir au maximum les conditions matérielles d'existence des assistés et de ne rien négliger de ce qui peut contribuer à leur guérison.

Dans ce but louable la plupart des auteurs vont même jusqu'à vouloir interner dans les quartiers de sûreté les aliénés dangereux ou simplement difficiles qui, sans avoir commis ni crime ni délit, sont à l'asile la cause de troubles pour les autres malades et l'effroi du personnel (évadeurs, destructeurs, perturbateurs, agressifs, violents, etc.). Si dans certains établissements auxquels on n'accorde, malgré les légitimes réclamations des médecins, aucun perfectionnement, cette élimination des aliénés difficiles peut être justifiée. il nous semble bien, et ceci en accord parfait avec Kéraval, qu'en général il suffit de leur réserver dans les asiles ordinaires un quartier plus fermé que les autres avec quelques mesures de surveillance plus étroite sans qu'il soit nécessaire d'édicter pour eux des mesures que rien ne justifie.

Certes, de tels malades sont redoutés, mais ils disparaissent de plus en plus à mesure que les méthodes de traitement se perfectionnent. Considérons deux persécutés dont l'un est violent et l'autre absorbé par ses hallucinations et ne réagissant que peu; il n'y a pas de différence essentielle entre ces deux malades, le premier de-

viendra d'autant plus dangereux qu'on exercera
plus de coercition à son égard et l'asile-prison
ne convient pas plus à l'un qu'à l'autre. C'est
par la « suppression de l'encombrement, la création de pavillons à surveillance particulière et au
besoin par le dédoublement de l'asile » (Kéraval)
qu'on arrivera à traiter ces malades tout en restant dans le cadre de la loi de 1838 sur le régime
de l'internement.

Cette catégorie d'aliénés dits difficiles étant
éliminée, nous nous rapprochons sensiblement
de la classification du Dr Colin qui nous paraît
la plus clinique. Colin classe les aliénés criminels
en deux groupes :

« 1º sujets ayant en général conservé leur
lucidité ou ne présentant qu'un délire éphémère
sous l'influence du moindre excès alcoolique,
mais profondément vicieux, malfaisants, inca-
pables de se conduire correctement quand ils
sont livrés à eux-mêmes, oscillant sans cesse entre
la prison et l'asile ; ce sont les anormaux à perversions instinctives ;

« 2º les aliénés ayant commis un acte dangereux, crime ou délit, soit avant, soit depuis leur
internement (inculpés considérés comme irresponsables, condamnés devenus aliénés en cours
de peine ; aliénés devenus criminels à l'asile). »

Ces deux grands groupes étant délimités et bien
compris, nous définirons sous le nom d'aliénés
criminels les aliénés qui commettent un crime
ou délit sous l'influence d'une maladie mentale,
ou à la suite d'une tare mentale constitutionnelle,

congénitale ou acquise, qui limite la responsabilité ou la supprime, mais pour lesquels la nécessité de la défense sociale impose l'internement. Cette définition est essentiellement médico-légale, mais ne correspond pas toujours aux enseignements de la clinique. En effet, l'aliéné criminel ainsi défini n'est parfois qu'un aliéné ordinaire auquel on n'a assuré qu'une assistance trop tardive: la séquestration n'étant provoquée que lorsqu'il a commis un acte grave motivant l'internement d'une façon indubitable aux yeux de l'autorité administrative.

En nous tenant à cette définition médico-légale, nous distinguerons d'après Monfort les aliénés criminels proprement dits en aigus et chroniques.

L'alcoolique qui tue ou blesse à la suite de ses hallucinations terrifiantes ou à la suite de ses idées de jalousie; l'épileptique qui commet meurtre, incendie, viol, attentat à la pudeur au cours d'un équivalent, et le confus qui a mis le feu par inconscience sont des aigus caractérisés par la brièveté de leur état délirant, leur guérison plus ou moins rapide.

Parmi les chroniques, Monfort distingue ceux qui cessent rapidement d'être dangereux, tel l'exemple classique du Paralytique général qui dans sa période médico-légale a volé aux étalages des grands magasins ou a été arrêté pour attentat à la pudeur, faux en écriture, abus de confiance et exceptionnellement pour homicide et qui à l'asile évolue peu à peu vers la démence et devient tout à fait inoffensif. De même le Dément précoce qui a volé ou frappé ses parents et qui quelques mois après son arrivée à l'asile reste dans un été d'inconscience et d'inertie complète. Il serait naturellement abusif de placer de ces malades à psychoses aboutissant rapidement à la déchéance physique et morale (et devenant par suite inoffensifs) dans un quartier de sûreté ou de les y maintenir, malgré qu'au terme juridique de la définition, ce sont des aliénés criminels, alors que, considéré du point de vue clinique, cette dénomination ne leur revient pas, d'où l'importance de la discrimination clinique des cas.

D'autres au contraire restent dangereux: le persécuté halluciné ou interprétateur, à délire bien systématisé qui au dehors a tué ou frappé et qui, arrivé à l'asile, englobe souvent dans son ressentiment le médecin ou le personnel, l'acte étant chez lui, de même que chez les revendicateurs, processifs, quérulents, hypochondriaques et chez tous ces paranoïques à idées mystiques ou mégalomaniaques, la conséquence logique du délire.

Les déséquilibrés mentaux avec éclosion sur terrain dégénératif de syndromes épisodiques ou de véritables psychoses se feront surtout reconnaître à leurs obsessions ou impulsions aux violences, au meurtre, au vol, à l'incendie, à l'immoralité. La tare mentale n'est pas forcément congénitale, mais peut être acquise, par exemple, à la suite d'un traumatisme cranien, d'une méningite cérébro-spinale ou encore d'une fièvre typhoïde.

De ce groupe des déséquilibrés mentaux se rapprochent les antisociaux à perversions instinctives de Colin. Il s'agit dans l'espèce de ces individus désignés encore sous le nom de fous moraux qui ne peuvent s'habituer au milieu social. Insupportables par les violences, leurs mauvais instincts, leur brutalité, leur grossièreté et leur indiscipline, ils se gardent bien en général de commettre des crimes et n'entrent le plus souvent à l'asile ou à la prison qu'à l'occasion de simples délits. Ce sont des dégénérés mentaux avec troubles du caractère, à volonté chancelante, possédant fréquemment une lucidité surprenante et une intelligence suffisamment conservée. Ils présentent des troubles psychiques qui empêchent maintes fois de les déclarer responsables, mais qui ne sont pas suffisants pour les rendre irresponsables. Que faire de ces délinquants anormaux ? Nous sommes entièrement de l'avis de M. Colin : « l'emprisonnement est illogique, car ce sont des malades ou plus exactement des infirmes du cerveau ; et inopérant, car ils sont réfractaires aux sanctions habituelles ». L'internement dans des asiles ordinaires entraîne des inconvénients multiples d'où la nécessité de leur réserver des quartiers spéciaux de sûreté avec séjour de longue durée ou plutôt de durée indéterminée.

Si la définition médico-légale que nous avons donnée plus haut se justifie pour fixer les conditions d'internement d'un aliéné criminel dans un quartier de sûreté, nous verrons qu'à partir de

son admission et après une observation suffisante
du médecin traitant, il doit, suivant la nature et
l'évolution de sa maladie, pouvoir être éliminé
du quartier de sûreté et être replacé dans les
conditions d'assistance de la loi de 1838. On
ne peut donc envoyer, ou maintenir après l'observation suffisante, au quartier de sûreté tous les
aliénés dits criminels au sens juridique du terme.
Il faut discriminer les individus qui en sont justi-
fiables suivant la variété d'aliénation mentale
dont ils sont atteints.

En résumé : internement dans un établissement
spécial pour aliénés criminels, ordonné par le
préfet sur la demande de l'autorité judiciaire;
à partir de ce moment la base des mesures à
prendre vis-à-vis de l'interné variera suivant la
nature ou l'évolution de sa maladie mentale et
aboutira, soit à la conservation au quartier de
sûreté soit au retour à l'asile ordinaire.

Ces considérations faciliteront notre étude des
conditions de la sortie qui nous paraissent applicables à la catégorie de ces malades internés définitivement dans un quartier de sûreté. La législation réglementant actuellement en France la
sortie de ces aliénés fera l'objet de notre deuxième
chapitre.

* * *

II.

LA LÉGISLATION FRANÇAISE
ACTUELLE.

Malgré les nombreuses critiques et le dépôt de plusieurs projets de lois, le régime des aliénés reste toujours réglé par la loi du 30 juin 1838. Celle-ci s'efforce d'établir la balance aussi parfaite que possible entre les droits qu'a la société de se protéger contre l'aliéné et les droits qu'a l'individu de jouir dans la mesure du possible de sa liberté individuelle, l'internement ne devant lui être appliqué qu'à bon escient et devant cesser dès sa guérison. En élevant l'aliéné à la dignité de malade, refusant de le considérer comme devant à jamais être perdu pour la société, le regardant au contraire comme un infortuné dont il faut à tout prix poursuivre la guérison, elle a été et reste son statut de réhabilitation. Le rôle prédominant du médecin aliéniste pour toutes les questions concernant ces malades mentaux est assuré.

Quant à la sortie de l'asile, l'aliéné criminel est placé dans des conditions identiques à celles de l'aliéné ordinaire. Il résulte de la combinaison des articles 13, 20 et 23 de cette loi que les médecins doivent faire connaître chaque mois les changements survenus dans l'état mental de chaque individu séquestré, et lorsqu'ils auront déclaré sur le registre que l'un d'eux est arrivé à guérison, le directeur de l'établissement est tenu d'en référer au préfet qui statue sans délai. La base médicale de la sortie en est garantie, l'arrêté préfectoral n'étant que la mesure administrative prise sur la constatation médicale de la guérison. Et bien que le préfet ne soit pas obligé d'accorder la mise en liberté, il accédera cependant dans la plupart des cas aux conclusions et propositions du médecin.

Reste l'article 29 ainsi conçu :

« Toute personne placée ou retenue dans un établissement d'aliénés, son tuteur, si elle est mineure, son curateur, tout parent ou ami, pourront à quelque époque que ce soit, se pourvoir devant le tribunal du lieu de la situation de l'établissement qui, après les vérifications nécessaires, ordonnera, s'il y a lieu, la sortie immédiate.

« Les personnes qui auront demandé le placement, et le procureur du roi, d'office, pourront se pourvoir aux mêmes fins.

« Dans le cas d'interdiction, cette demande ne pourra être formulée que par le tuteur de l'interdit.

« La décision sera rendue sur simple requête, en Chambre du Conseil, et sans délai ; elle ne sera point motivée.

« La requête, le jugement et les autres actes auxquels la réclamation pourrait donner lieu seront visés pour timbre et enregistrés en débet,

« Aucunes requêtes, aucunes réclamations adressées soit à l'autorité judiciaire, soit à l'autorité administrative, ne pourront être supprimées ou retenues par les chefs d'établissement sous les peines portées à l'article III ci-après. »

Dans l'esprit des législateurs de 1838, cet article apparaissait comme devant uniquement sauvegarder la liberté individuelle, mais ce n'est pas à l'autorité judiciaire qu'appartiennent normalement les décisions en ce qui concerne la sortie ou le maintien à l'asile. Elle n'intervient que dans des cas exceptionnels ou anormaux, quelle que soit d'ailleurs la situation de l'aliéné avant son internement, qu'il y ait eu oui ou non crime ou délit.

Dans l'application de la loi, le préfet envisage donc à la fois la liberté individuelle et la défense sociale, le rôle du procureur se limitant à empêcher les séquestrations arbitraires.

L'un des reproches que l'on peut faire et qu'on a fait à cette loi, c'est que l'aliéné criminel y est traité de la même façon que l'aliéné interné par mesure d'assistance sans avoir commis aucun acte antisocial ou délictueux, car la loi ne prévoit que deux catégories d'aliénés, les aliénés dangereux pour l'ordre public et la sûreté des personnes soumis au placement d'office et les aliénés non dangereux pour lesquels on a institué le placement volontaire. Ce n'est pas que la question des aliénés criminels n'existait pas au moment de la discussion sur la loi, mais à cette époque elle ne se posait pas d'une façon si urgente et précise. Il s'agissait alors, en effet, de construire une loi d'assistance, et il appartenait à une époque plus tardive d'aménager au mieux la maison une fois construite.

Aussi en pratique, et dans un but de défense sociale parfaitement légitime, on est arrivé à adopter des mesures spéciales à l'égard des aliénés criminels en particulier au point de vue de leur mise en liberté, mesures qui ne sont pas illégales, mais qui ne peuvent se réclamer que de l'interprétation qu'on fait de la loi. Nous verrons plus loin quelles sont ces diverses mesures constituant plutôt des usages créés sans aucun texte et différant sensiblement suivant les autorités qui les ont édictées ou les départements où elles sont appliquées, tout en se mouvant dans le cadre de la loi de 1838. Cependant, ces moyens ne peuvent être que provisoires en attendant que les pouvoirs législatifs se prononcent sur cette question.

Des thèses nombreuses ont déjà été émises, la plupart accompagnées, en conclusion, de projets de loi ou de vœux qui ne sont pas toujours concordants, mais dont l'abondance prouve précisément la nécessité apparue à tous d'une législation spéciale pour les aliénés criminels en ce qui concerne d'une part les établissements dans lesquels ils doivent être admis et, d'autre part, leur libération de ces établissements.

Les considérations précédentes visant le côté administratif de la législation, prenons la question du point de vue médico-légal. Il serait hors de notre sujet d'insister sur les nouvelles théories

pénales à base biologique et de défense sociale
destinées à remplacer la conception du châtiment
répressif. C'est toute la doctrine de la responsabilité pénale qui paraissait autrefois solidement
établie sur la base philosophique du libre arbitre
qui s'est trouvée remise en jeu depuis les acqui-
sitions de la sociologie moderne et de la nouvelle
école criminologique (Gilbert Ballet nie la responsabilité pénale dans son rapport au congrès
de Genève en 1907). Quoiqu'il en soit, la doctrine
de la responsabilité étant encore bien vivante,
on a dû compter avec la réalité et introduire
entre la responsabilité et l'irresponsabilité d'un
délinquant ou criminel la notion de la responsabilité atténuée, doctrine vaillamment défendue
par Grasset dans son livre « Demi-fous et demi-
responsables ». En somme, quand il s'agit d'un
délinquant anormal qu'il faut placer à côté de
l'aliéné criminel quant à sa capacité d'imputation,
puisqu'elle est soit nulle, soit réduite, les difficultés s'accroissent encore en ce qui concerne les
mesures à prendre à son égard. Les inconvénients
résultant de l'oubli volontaire des législateurs de
1838 se révèlent donc dans la pratique aussi bien
du côté médico-légal que du côté administratif.
Il y a toute une législation à créer ou une jurisprudence à réformer.

Il est certain qu'au point de vue criminologique,
nous vivons dans une période de transition dont
on ne connaît la durée. Elle ne cessera probable-
ment que lorsque les doctrines de l'école anthropologique moderne seront transportées de la

théorie dans la pratique et auront provoqué la
refonte totale de notre système pénal, comme on
y procède en Belgique. On peut déjà envisager
le moment où le code pénal actuel sera remplacé
par une jurisprudence d'un esprit très différent
qui balaiera la conception encore vivante de la
responsabilité morale et pénale et par suite de la
responsabilité partielle et de l'irresponsabilité. A
ce moment la notion juridique de l'aliéné criminel
se transformera en même temps que la conception générale du crime. Il est vraisemblable
qu'alors tout le monde admettra l'intervention
de la justice, soit pour l'internement, soit pour la
sortie de l'aliéné criminel, parce que les inconvénients que nous étudierons plus loin et les critiques
que nous y opposerons disparaîtront du même
coup.

Les mesures que nous proposons dans notre
travail en ce qui concerne la mise en liberté des
aliénés criminels n'ont donc pas la prétention
d'être définitives ; elles ne valent que pour un
temps, celui pendant lequel la justice continuera
à infliger des peines proportionnées plus à la gravité légale du délit qu'à la personnalité du délinquant.

*　*　*

III.

LES LÉGISLATIONS ÉTRANGÈRES.

Les législations étrangères, tout en se basant
en grande partie sur la loi française de 1838,
ont tenté maintes réformes, d'aucunes ont même
réalisé plusieurs améliorations qu'il nous est utile
d'étudier et de discuter et qu'il ne nous est pas
permis d'ignorer.

GRANDE-BRETAGNE. Voyons d'abord ce
que les Anglais ont fait sous ce rapport. Nous sa-
vons que dans le Royaume-Uni, où depuis plus
d'un siècle l'assistance aux aliénés criminels a pris
naissance, la législation est loin d'être identique
partout.

En *Angleterre*, l'individu acquitté pour cause
de démence tombe sous le coup de l'Insane
offender's Act de 1800, définitivement réglé par
le Criminal lunatic Act du 14 août 1884, en vertu
duquel le jury déclarera que l'accusé est acquitté
pour cause d'aliénation mentale, et comme conséquence de ce verdict, la Cour ordonnera le maintien de l'accusé acquitté dans un établissement
approprié « during His Majesty's pleasure », c'est-
à-dire pendant la durée du bon plaisir de Sa Majesté.

Quant à la sortie, il est à remarqué que la loi distingue :

1º les aliénés criminels, autrement dit les acquittés comme fous (Guilty but insane), ceux reconnus aliénés avant le procès ou pendant l'instruction ;

2º les criminels aliénés ou Insane convicts (condamnés à la servitude pénale devenus aliénés).

Ces derniers sont remis à la justice après guérison, le temps passé aux asiles de Broadmoor ou de Woking étant déduit de la peine. S'ils atteignent l'expiration de leur sentence avant guérison, ils sont placés dans les asiles de comté ou à l'établissement privé de Fisherton House, où le médecin aura tout pouvoir pour les libérer dès qu'il le jugera utile.

Il en est tout autrement des aliénés de la première catégorie qui sont gardés tant que dure le bon plaisir du roi, c'est-à-dire jusqu'à ce que le secrétaire d'Etat accorde sur la proposition du médecin traitant la sortie qui sera le plus souvent conditionnelle. Or, s'il faut en croire les médecins de Broadmoor, cette sortie est difficile à obtenir, et bien souvent on fait attendre les aliénés guéris avant de les mettre en liberté, faisant ainsi passer les craintes de la défense sociale avant le respect de la liberté individuelle.

Il ressort de cet exposé que les chances de libération définitive sont plus grandes pour un criminel devenu aliéné que pour un malade ayant commis un crime sous l'influence de son délire, différence qui nous choque d'autant plus qu'il est souvent bien difficile de distinguer ces deux catégories. Du reste le rapport de la Commission anglaise des prisons pour l'année 1898-1899 établit que la majorité des détenus présentés comme ayant été atteints de troubles mentaux en cours de peine sont en fait des aliénés dont la maladie mentale a été méconnue lors de l'instruction ou de la condamnation.

En *Ecosse*, cette terre bénie des aliénés où est né le système de l'open-door, le régime auquel sont soumis les aliénés criminels ressemble à celui de l'Angleterre tout en étant à la fois plus simple et plus complet. En opposition à ce qui se passe en Angleterre et en Irlande le ministre de l'Intérieur peut maintenir au quartier spécial de la prison de Perth un condamné devenu aliéné même au delà de la durée de sa peine s'il juge qu'il n'est pas encore guéri ou qu'il serait dangereux de le transférer dans un asile ordinaire. Les aliénés du bon plaisir de Sa Majesté sont transférés du quartier de Perth dans un asile ordinaire dès qu'ils sont reconnus inoffensifs et sur lesquels l'Etat ne juge plus à propos d'exercer un contrôle spécial ; s'ils y guérissent ils sont remis en liberté. Quant aux autres aliénés du bon plaisir du roi qui peuvent paraitre sains d'esprit et que cependant on croirait imprudent de libérer purement et simplement — c'est le cas de ces aliénés que nous avons étudiés sous le nom de délinquants anormaux à perversions instinctives — intervient la sortie conditionnelle, les conditions étant formulées par le ministre sur la proposition des commissioners des prisons et variant suivant les circonstances propres à chaque cas. « Lorsqu'on a lieu de supposer que le délire dont le prisonnier était atteint au moment où il a commis l'acte était le résultat de l'intempérance, on exige, pour lui accorder sa sortie conditionnelle, qu'il renonce à l'usage des liqueurs spiritueuses, et la personne, chez laquelle il est placé, est tenue de certifier dans un rapport mensuel que la condition est strictement observée. S'il s'agit d'une femme ayant commis un crime pendant un accès de folie puerpérale, on exige que, dans le cas où elle redeviendrait enceinte, on en donne aussitôt avis. On peut prescrire de même toute autre condition en rapport avec les circonstances spéciales à chaque cas. » (Foville, la Législation relative aux aliénés en Angleterre et Ecosse, Paris, 1885.)

L'aliéné ainsi libéré est confié à un dépositaire responsable qui doit donner des renseignements fréquents. Un médecin le visite au moins deux fois par an, et au moindre indice suspect on est libre de provoquer sa réintégration à l'asile. Ce système de surveillance dure jusqu'à la fin de ses jours.

En *Irlande*, une loi du 17 août 1901 décide que le lord-lieutenant aura, outre le droit de remettre en liberté purement et simplement les aliénés criminels, celui de les mettre en liberté conditionnelle dans des conditions de liberté temporaire qu'il jugera à propos.

ALLEMAGNE. — L'Allemagne possède de nombreuses prescriptions administratives concernant les aliénés criminels, mais elle n'a pas encore de législation spéciale malgré les vœux formulés

depuis longtemps dans ce sens. La sortie des
aliénés en général ne dépendant que du médecin,
on s'est vu obligé d'introduire quelques mesures
de sûreté quant à la sortie des aliénés criminels.
En Prusse, la mise en liberté de ces aliénés est
réglementée par le décret du ministre des Affaires
médicales et du ministre de l'Intérieur du 15 juin
1901 dont voici la teneur :

« L'expérience a prouvé l'insuffisance des garanties données à la sécurité publique dans les cas
de mise en liberté de certains aliénés dangereux.
Il convient qu'avant la sortie de sujets, que leur
passé doit faire considérer comme dangereux,
l'autorité administrative soit informée de la mesure
projetée et puisse ainsi formuler les considérations
qui pourraient être de nature à faire ajourner la
mise en liberté : considérations tenant au passé
du malade, aux conditions économiques et familiales dans lesquelles ce dernier doit se trouver
une fois libre. Ces renseignements peuvent être
utiles pour le médecin de l'asile qui souvent les
ignore.

« Ne devront pas être mis en liberté avant que
le Conseiller provincial (Landrat) et l'autorité
administrative du futur domicile du sujet n'aient
été mis à même de donner leur avis :

« 1º Certains aliénés considérés comme irres
ponsables (art. 51 du C. P.), les prévenus qui ont
été l'objet d'une ordonnance de non-lieu en raison
de leur état mental et les criminels devenus
aliénés dont la peine est expirée — en tant que ces

divers sujets auront commis un crime ou un acte délictueux ;

« 2º Les aliénés placés d'office par l'autorité administrative, lorsque celle-ci aura exprimé le désir d'être informée de l'éventualité de la mise en liberté ;

« 3º Tous les malades considérés comme dangereux par le chef de service.

« Le médecin devra transmettre aux autorités un rapport et tous les documents pouvant être utiles ; il ne se prononcera sur la mise en liberté définitive qu'après avoir reçu l'avis des autorités, ou bien après un délai de trois semaines après l'envoi de son rapport. Les autorités seront informées immédiatement du jour auquel la sortie aura lieu. » (d'après Sérieux.)

Les nouveaux décrets du 16 décembre 1901, du 6 janvier 1902 et du 20 mai 1904 ont encore renforcé les mesures de garantie concernant la sortie des aliénés compris dans le § 1er (sauf les aliénés considérés comme irresponsables en vertu de l'article 51 du C. P.).

D'après le § 65 de l'avant-projet du nouveau code pénal allemand, le tribunal devra ordonner si la sécurité publique l'exige, l'internement dans un asile d'aliénés des individus acquittés ou qui auront fait l'objet d'un arrêté ou d'une ordonnance de non-lieu en raison de leur état mental. En vertu de cette décision judiciaire, l'autorité administrative aura à s'occuper de l'internement, et c'est elle aussi qui aura à décider de la durée de la séquestration et de la mise en liberté. Le recours à la justice contre ces décisions sera admis.

Les promoteurs de ce projet, qui ont attribué à l'autorité judiciaire le droit de prononcer l'internement, lui refusent par contre toute compétence quant à la durée du traitement et à la mise en liberté. La décision la plus importante, la sortie, permettant de contrebalancer dans une certaine mesure les intentions de la justice, appartient donc à l'autorité administrative.

ITALIE. — « C'est au Code pénal italien que revient l'honneur d'avoir le premier tenu compte de la semi-responsabilité d'une façon directe et expressément indiquée et d'avoir prévu non seulement des peines spéciales, mais une exécution particulière de ces peines. ... Des maisons spéciales, maisons de garde (casa di custodia) qui ne sont ni l'asile ni la prison, mais des établissements intermédiaires, réalisent l'assistance et le traitement, tout en protégeant la société. » (Monfort.)

«Dès que les raisons, pour lesquelles l'internement définitif a été déclaré cessent, il appartient au même président (du tribunal civil de l'arrondissement où fut prononcée l'ordonnance ou la sentence), sur la demande des intéressés ou même d'office de faire cesser l'internement. Le même président peut toujours donner la garde de la personne enfermée dans un manicome à celui qui consent à en assurer le soin et la garde et qui offre les garanties suffisantes. » (art. 14 des articoli addizionali du 1er décembre 1889.)

SUISSE. — En Suisse nous trouvons une législation des plus variées ; il y a même des cantons qui n'ont que des usages locaux.

Dans le canton de Tessin, la sortie de l'aliéné ne peut avoir lieu que sur l'avis des experts désignés par le juge.

Dans le canton de Genève, tout individu condamné à une peine privative de la liberté qui serait reconnu aliéné pendant qu'il subit sa peine, pourra, sur ordre du médecin de la prison, être retenu jusqu'à guérison (art. 33 de la loi du 25 mai 1895).

Dans le canton de Neuchâtel, les mesures contre les aliénés criminels sont prises par le Conseil d'Etat, c'est-à-dire par le pouvoir exécutif, mais le juge peut les provoquer et son avis ne peut manquer d'avoir un grand poids auprès de l'autorité supérieure.

Dans les autres cantons, en général, les médecins sont les seuls juges de l'opportunité de la sortie.

Les projets du nouveau C. P. fédéral prévoient que seul le tribunal soit compétent sur les questions de l'internement et de la sortie des aliénés criminels. On espère par ce moyen empêcher les mises en liberté arbitraires de la part des directeurs d'asiles qui pourraient y être obligés par les autorités afin d'alléger le budget, cas qui se présente par exemple à l'asile cantonal de Burghölzli près de Zurich, où le § 22 du réglement indique comme une des causes de sortie la suspension du payement du prix de journée, disposition qui

pourrait bien en pratique avoir de fâcheuses conséquences.

L'avant-projet de 1893, fortement influencé par
l'école anthropologique italienne, cherche à sub-
stituer le droit protecteur de la société au droit
pénal. Mais prévoyant les conflits qu'une trans-
formation si brusque pourrait amener dans les
mœurs actuelles et pour satisfaire aux tendances
des différentes écoles pénales, les projets ultérieurs
combinent les mesures de préservation et de
sécurité de la société avec les mesures pénales
proprement dites. « On commence par le traitement, non par l'exécution de la peine. L'internement médical terminé, la peine s'exécute, s'il y
a lieu. » (Monfort.) L'avant-projet de 1915 permet
même au juge de renoncer à l'internement, s'il
espère arriver à un résultat satisfaisant par d'autres
moyens, tels que : surveillance ou attribution
d'une résidence fixe permettant de le changer
de milieu.

BELGIQUE. — La Belgique, qui se classe
actuellement à la tête des États européens en ce
qui concerne l'assistance aux aliénés criminels, est
régie partiellement encore par la loi du 18 juin 1850
modifiée par celle du 25 janvier 1874. Si le médecin déclare que la guérison est obtenue, avis en est
donné à l'Officier du ministère public qui a requis
la collation ; cinq jours après, la personne ainsi
déclarée guérie doit être relaxée sous peine de
poursuites contre les médecins ou directeur de
l'établissement ; si le ministère public s'oppose
à la sortie, l'affaire est soumise à la députation

permanente du Conseil de la province où l'établissement est situé. Enfin, il est loisible à l'aliéné criminel de s'adresser au président du tribunal du lieu qui, par une décision rendue en Chambre du Conseil, ordonnera, s'il y a lieu, la sortie immédiate.

En tout cas la sortie ne pourra être ordonnée que si la guérison de l'affection morbide est considérée comme définitive et exempte de toute probabilité de rechute.

Depuis l'armistice et grâce aux efforts de M. Van der Velde, ministre de la Justice, les trois arrêtés royaux de mai, juin et juillet 1920 modernisent l'organisation pénitentiaire belge. L'arrêté du 30 mai 1920, instituant le service d'anthropologie en lui attribuant comme objectif de fixer les directives du traitement des condamnés paraît devoir être le « point de départ d'une série d'autre réformes dont l'ampleur et la répercussion seront pénales et sociales : l'individualisation de la peine, son indétermination, la substitution aux mesures « punitives » de décisions juridiques à caractère préventif ou thérapeutique, la spécialisation médicale et pédagogique de nos institutions pénitentiaires, celles-ci s'adaptant enfin aux genres si différents de détenus qu'elles auront à recevoir, non plus essentiellement pour les châtier et venger la société, mais en vue de les soigner surtout, de les instruire et de les rendre à la vie comme meilleurs, conscients et laborieux. » (Dr Vervaek.)

De l'étude de la réforme pénitentiaire résulte

que « les Belges acceptent et reconnaissent l'idée
de la responsabilité atténuée prise dans le sens
qu'elle ne constitue pas une circonstance atté-
nuante du crime, mais qu'elle atténue la peine,
tout en en augmentant parfois la durée ; que cette
peine mitigée sera subie dans un établissement
spécial où le prévenu sera soumis à un traitement
approprié à son état mental et physique, d'où il
ne sortira qu'après guérison constatée par les
médecins (sentence indéterminée), et qu'une fois
rendu à la société il sera soumis à une surveillance spéciale. L'internement comme la sortie
de ces individus seront notifiés par un jugement
rendu après avis médical, et les établissements
seront soumis à la surveillance de médecins inspecteurs experts, ceci afin de garantir la liberté
individuelle. » (Monfort.)

Pour résumer la situation dans les différents
pays, surtout au point de vue des autorités compétentes à intervenir pour la mise en liberté des
aliénés criminels, nous voyons qu'en général le
tribunal n'a pas à se prononcer. Il n'y a guère qu'en
Espagne que la juridiction pénale qui a ordonné
l'acquittement et l'internement dans un asile a
aussi le droit de déterminer la durée de la séquestration et la date de la sortie, système qui, d'après
les avant-projets des C. P., serait aussi appliqué
en Suisse et en Autriche. En Italie, c'est au président du tribunal civil auquel l'accusé a été adressé
pour l'internement qu'il appartient aussi de le
faire cesser. L'avant-projet du C. P. allemand
donne au juge une certaine influence en permet-

tant le recours à la décision judiciaire en cas de difficultés. En Angleterre de même qu'en Norvège, le ministre de l'Intérieur est investi d'un pouvoir à peu près discrétionnaire pour accorder la sortie. En Hongrie une commission spéciale intervient. L'avant-projet autrichien prévoit aussi bien l'intervention du procureur que du malade ou de son représentant pour adresser une demande de sortie à la justice, ce qui n'est jamais toléré avant la fin de la première année d'internement. Partout ailleurs, même là où nous trouvons les projets les plus modernes — à l'exception de la Suède qui fait intervenir le ministère des Affaires médicales — c'est l'autorité administrative qui est compétente, si toutefois le médecin n'agit pas suivant sa propre conviction.

Il nous semble tout de même que, dans ce dernier cas, une trop lourde responsabilité repose sur l'aliéniste. Bien entendu, seul le médecin est capable de juger un aliéné. Grâce à la longue durée habituelle de la séquestration, il a eu suffisamment le temps d'observer et de pénétrer la psychologie de son sujet pour dire avec assez d'assurance si le malade est amélioré au point de ne plus présenter de danger pour la sécurité publique. Cependant, dans le cas des délinquants anormaux, il ne s'agit pas d'une simple et à la fois si délicate question de diagnostic. D'autres circonstances, étrangères à la maladie, interviennent pour motiver ou, au contraire, empêcher la sortie, circonstances que le médecin ne peut bien souvent connaître que par une coopération étroite avec l'autorité.

IV.

———

MESURES ACTUELLES CONCERNANT LA SORTIE DU QUARTIER DE SURETÉ.

Nous avons parlé au deuxième chapitre de mesures spéciales qui complètent la loi de 1838 et servant à renforcer la défense sociale contre les aliénés criminels. Nous allons les étudier avec quelques détails. Le nombre des établissements où elles peuvent être appliquées en est d'ailleurs très restreint ; l'un d'eux, réservé aux aliénés criminels de la Seine, a été créé sur l'initiative du Dr Henri Colin à Villejuif (Seine) et doit remplacer le quartier spécial d'aliénés et épileptiques de Gaillon, supprimé par la décision de la Chambre des Députés en 1906 ; l'autre, érigé à Hœrdt (Bas-Rhin) en 1912, a été apporté à l'organisation psychiatrique française par le Traité de Versailles.

La 3ᵉ *section de l'asile de Villejuif*, projetée en 1900, réalisée en 1910, mais non complètement terminée à cause de la guerre, était prévue pour cent hommes et cinquante femmes. Aujourd'hui, ses pavillons comportent un nombre maximum de soixante-quatre places. Elle renferme, selon M. Colin qui la dirigea pendant une dizaine d'années, trois catégories de malades :

1º des habitués des asiles, malades à internements et condamnations multiples comprenant des débiles moraux, alcooliques transitoires, épileptiques et hystériques à attaques rares ;

2° des alcooliques et épileptiques vrais à réactions dangereuses et violentes ;

3° des malades délirants qui, sous l'influence de leurs tendances impulsives et dangereuses, se sont laissés aller à commettre des crimes.

Ce service est en somme mixte, puisqu'il est aussi destiné aux aliénés difficiles ou dangereux, auxquels ne devraient pas être appliquées les mêmes mesures qu'aux aliénés criminels comme nous l'avons dit au premier chapitre.

Bien compris, aussi bien dans sa construction que dans son fonctionnement, il est malheureusement insuffisant pour le département de la Seine où il faudrait environ 200 places pour les hommes et 50 pour les femmes.

La sortie est encore réglée par la loi de 1838, mais avec un modus vivendi spécial. D'après le Dr Porcher de Villejuif, c'est le Préfet de police de la Seine qui décide en fait de la sortie de cette classe d'aliénés qui nous occupe. Il tient bien compte dans une certaine mesure des propositions faites par le médecin traitant, il peut sur ce chapitre prendre l'avis de ses médecins inspecteurs, mais c'est surtout sur les rapports de police qu'il étaye sa décision. Alors que pour le médecin le seul critérium pour la sortie est la guérison, pour le préfet c'est la sauvegarde de l'ordre public et, le cas échéant, la récidive. Bien souvent le médecin juge tel individu sinon guéri — puisqu'on ne peut guère parler de guérison à propos des pervers — du moins capable de vivre sans danger dans la société, mais le préfet refuse la sortie, le considérant comme un danger public.

« De plus à Paris l'usage suivant tend de plus en plus à prévaloir à la préfecture de police :

« Chaque fois qu'il s'agit d'un aliéné qui a été inculpé et interné à la suite d'une expertise médico-légale le déclarant irresponsable, le préfet déclare que seule l'autorité judiciaire est compétente pour statuer sur la sortie du dit individu et en conséquence l'invite à se pourvoir devant le tribunal.

« Un pareil état de choses est extrêmement préjudiciable à la bonne tenue des services spéciaux, surtout si l'on songe qu'en principe on y rencontre des individus lucides, non délirants, souvent se conduisant de façon presque parfaite sous l'influence de la discipline et du fait qu'ils sont soustraits à l'alcool et à l'imitation de leur milieu habituel. De tels individus supportent mal, on le conçoit sans peine, la perspective d'une réclusion perpétuelle. Il importe au législateur de parer à ces inconvénients. » (Porcher.)

Le Dr Porcher arrive aux conclusions que le grand défaut de la loi de 1838, c'est qu'elle ne prévoit que la sortie pure et simple. Il aimerait y voir introduire deux autres modalités : 1º la mise en liberté avec interdiction de séjour sous menace d'un nouveau placement en cas de manquement ; 2º la rélégation dans le cas où la première mesure proposée n'aurait pas donné de bons résultats ou même d'emblée, si une observation prolongée à l'asile de sûreté fait prévoir qu'une mise en liberté avec interdiction ferait courir trop de risques à la société et si, néanmoins, l'état de l'aliéné ne nécessite pas son maintien indéfini dans cet asile.

Le quartier de sûreté de Hœrdt, terminé en 1912, pouvant recevoir de 52 à 60 malades, ne le cède en rien à la troisième section de l'asile de Villejuif.

A côté de la loi de 1838, que les Allemands avaient maintenue en Alsace et en Lorraine, fonctionne un règlement ministériel d'origine allemande du 29 mars 1912 qui est toujours appliqué et qui permet de prendre quelques mesures spéciales pour satisfaire à la sécurité publique à l'égard des aliénés criminels, tout en laissant au médecin le rôle prédominant qu'il mérite.

Dans la pratique actuelle, certaines dispositions de ce règlement sont en fait un peu modifiées, par exemple celle du § 2 où il est dit qu'une observation par un médecin aliéniste, et qui ne peut durer moins de six semaines, doit précéder l'admission au quartier de sûreté. En réalité, les malades y sont admis toujours à la suite d'une expertise médico-légale ; quelquefois des détenus y sont placés en observation, si celle-ci ne peut être poursuivie dans des conditions favorables en prison, ou si l'existence d'une psychose pénitentiaire ou un soupçon de simulation exige une observation trop prolongée et faite par un personnel d'infirmiers. L'arrêté d'admission du Préfet du Bas-Rhin est pris préalablement à l'admission. Le transfèrement de malades du quartier de sûreté dans un quartier ordinaire, au cas où leur état ne nécessite plus de précautions particulières, ou le replacement au quartier de sûreté au cas de besoin, sont en fait toujours demandés et autorisés par le Préfet de Strasbourg.

Il n'y a pas de sorties d'essai du quartier de sûreté. Mais en pratique, le congé d'essai est remplacé par le placement dans un pavillon d'aliénés ordinaires, ce qui permet au médecin de faire bénéficier les malades demi-libérés d'une liberté relative soigneusement dosée, et de surveiller la conduite du sujet dans des conditions tellement différentes de celles du quartier de sûreté qu'il est assez facile de déterminer dans quelle mesure les dégénérés pervers, formant la majorité des internés, sont amendés et sont capables de se réadapter à la vie du dehors. La faculté de les remettre au quartier de sûreté, si l'essai tenté est suivi d'échec, donne plus de garanties pour la défense sociale qu'un congé d'essai véritable en milieu familial.

Il y a aussi la sortie directe et définitive du quartier de sûreté, mais il faut alors des garanties familliales très sérieuses et malaisées à trouver, ce qui fait que ces sorties directes sont plutôt utilisées pour les débiles intellectuels et moraux suggestibles dont le milieu familial est connu et favorable. La police du domicile du malade est prévenue de la mise en liberté envisagée, ainsi que le procureur compétent lorsqu'il s'agit d'un détenu.

Normalement, la sortie des aliénés criminels
maintenus au quartier de sûreté est prononcée
par l'autorité administrative, soit sur la proposition du médecin, soit sur une demande de la
famille adressée au préfet et après avis favorable
du médecin traitant. Mais le préfet, tout en se
basant sur l'avis ou sur les propositions du médecin traitant, ne s'en contente pas pour cette catégorie de malades, et il demande régulièrement
avant de prendre un arrêté l'avis du tribunal qui
a eu connaissance du crime ou délit en question.
Il est d'ailleurs libre, en possession de cet avis,
de ne pas en tenir compte.

Voici une observation, due à l'obligeance de
M. le Dr. Arsimoles, qui illustre le mécanisme de
la sortie du quartier de sûreté.

V... Jean, photographe, domicilié à Paris, interné
au quartier de sûreté de Hoerdt le 7 septembre 1922
à la suite d'un arrêté préfectoral motivé par la demande
du Procureur de la République de Strasbourg déclarant
que V... Jean, inculpé de vol qualifié et déclaré irresponsable de ses actes, doit être interné dans un asile
d'aliénés. Une expertise médicale avait conclu en effet
à son irresponsabilité et à son internement. V... présentait de la dégénérescence mentale et une syphilis
du système nerveux. Dans son passé on relevait une
délinquence multiple : complicité de recel, vol, port
d'arme prohibée, une condamnation à 8 mois de prison
à Nice et à Aix. Plusieurs fois soumis à des expertises
médico-légales il avait été déclaré irresponsable et
interné à l'asile de Cadillac (Gironde) d'où il s'évada
quelques mois après. Reprenant la série de ses méfaits —
alors qu'il se croyait à l'abri de toutes punitions pour
le reste de son existence par suite d'une irresponsabilité

plusieurs fois déclarée — il vint échouer à la prison de Strasbourg pour rendre compte à la justice d'un vol qualifié commis dans des circonstances particulièrement amorales et qui l'eût amené à être traduit en cour d'assises s'il n'avait été interné au quartier de sûreté de Hoerdt. Là, l'allure de sa maladie ne justifia pas le diagnostic de P. G. porté depuis plusieurs années et qui seul avait déterminé la déclaration d'irresponsabilité pour des actes considérés comme commis en état de démence au sens de l'art. 64 du C. P. Le traitement spécifique institué amena chez le malade une disparition de tous symptômes de syphilis nerveuse et le retour à la lucidité complète à tel point que le médecin fut amené par les faits à considérer V... comme non atteint de P. G. et comme étant un délinquant vulgaire dont l'état mental ne présentait au bout de quelques mois d'observation aucune anomalie psychique susceptible de le soustraire à la juste rigueur des lois.

La famille ayant adressé au préfet du Bas-Rhin une demande de mise en liberté, le médecin consulté donna un avis favorable pour les motifs qui viennent d'être indiqués. Le préfet, selon l'usage courant, demanda l'avis du procureur de la République qui formula une opinion négative basée sur la gravité du récent crime, sur les récidives et sur la concordance des conclusions des expertises antérieures. Le médecin traitant, appelé à formuler à nouveau des propositions alors que rien n'était venu dans l'intervalle infirmer son opinion primitive, soumit au préfet un rapport détaillé dont voici les conclusions :

« 1° V... est atteint de syphilis du système nerveux, essentiellement curable par un traitement approprié qui a raison des troubles mentaux par lesquels elle se manifeste avec intermittence.

« 2° Sa moralité déficiente n'a pas de caractère pathologique, et l'apparente, par les délits répétés qui en sont la conséquence, aux délinquants ou criminels ordinaires qui doivent rendre compte de leurs actes à la justice.

« 3° Qu'il ait été, au moment du crime pour lequel il a été arrêté à Strasbourg, en démence au sens de l'art. 64 du C. P. et par suite reconnu irresponsable, la question a été jugée par l'expert commis à cette époque, et je n'ai pas à me prononcer sur ce point.

« 4° V... ne présente actuellement aucun trouble mental depuis plusieurs mois. N'étant pas aliéné, et étant responsable de ses actes, il ne peut être maintenu dans un asile d'aliénés. »

Sur le vu de ce rapport, le préfet rendit un arrêté de mise en liberté immédiate. V... sortit le 30 décembre 1922 non sans être averti qu'en cas de récidive il n'avait guère de chance dans l'avenir de jouer de l'irresponsabilité pour éviter une condamnation.

L'autorité judiciaire n'intervint dans ce cas pour la sortie que pour fournir au préfet un élément d'appréciation. Le procureur de la République se basa sur les expertises antérieures et surtout sur la gravité des délits et les récidives — c'est d'ailleurs le seul critérium à la disposition d'un procureur — tandis que le médecin apporta les résultats d'une longue observation, et ses propositions étaient motivées par l'évolution favorable de la maladie. Ce cas qui nous est très précieux pour appuyer notre thèse montre que le point de vue clinique doit l'emporter sur le point de vue qui considère exclusivement la gravité du crime ou du délit.

Lorsque l'autorité judiciaire est saisie d'une demande de mise en liberté, elle ne sort jamais du rôle que lui attribue la loi de 1838. En fait, le tribunal n'a jamais ordonné la sortie d'aucun malade maintenu au quartier de sûreté de Hœrdt sans le consentement du médecin. Si cet avis ne paraît pas suffire, le préfet peut provoquer, et il provoque parfois, quoique dans des cas fort rares, une expertise confiée à un autre aliéniste.

Il nous a été donné d'observer ces temps-ci des cas se rapprochant assez de ceux cités dans la thèse de Porcher. Le médecin de Hœrdt proposa la sortie de deux malades venus récemment de l'asile de Villejuif, sortie qui n'est pas encore accordée par le préfet, parce qu'il adopte comme conduite constante de solliciter dans ces cas l'avis du Préfet de police et du Procureur de la République de la Seine. Si cette mise en liberté est refusée, le médecin est désarmé, et il n'est plus exact de dire, comme le fait Monfort, que « le médecin de Hœrdt est le seul juge de la durée de la séquestration ». Si cela était vrai sous le régime allemand, il n'en est plus ainsi depuis l'armistice. Néanmoins, on ne peut parler de séquestration arbitraire dans ces cas, puisque chez les délinquants anormaux et pervers il n'y a guère de guérison définitive, la constitution d'un individu ne variant que peu, et les propositions de sortie faites par le médecin ne sont motivées que par une certaine amélioration, sans qu'il puisse donner aucune garantie de non-récidive. Nous étudierons les mesures qu'il y aurait lieu de prendre et qui manquent à l'heure présente pour permettre la sortie de certains de ces malades tout en se mettant à l'abri de récidive.

*   *
*

V.

PROJETS FRANÇAIS DE LÉGISLATION SUR LES ALIÉNÉS CRIMINELS.

Depuis la promulgation de la loi de 1838 et à diverses reprises des tentatives ont été faites pour remédier aux inconvénients signalés dans nos chapitres précédents. Citons notamment les projets ou rapports de Th. Roussel au Sénat en 1884, de Reinach-Lafont en 1890-1894, de Dubief en 1896-1907 et de Strauss en 1913, projets qui n'ont jamais pu parcourir complètement la voie législative nécessaire.

Ne pouvant discuter tous ces projets, nous nous bornerons à indiquer quelques dispositions spéciales en ce qui concerne la sortie des aliénés criminels.

« Roussel, Reinach-Lafont, Dubief, Strauss, auteurs de ces projets de loi, s'efforcent d'entourer l'aliéné criminel à sa sortie de l'asile d'une quantité de personnes dont on recherche plus l'honorabilité que la compétence. Comme à regret, on confie l'aliéné au médecin d'asile, mais on a soin de le faire contrôler par des commissions composées de sept membres dont un médecin (Roussel), six membres dont pas un n'est obligatoirement un médecin (Reinach-Lafont), cinq membres dont deux médecins (Dubief). Ces commissions interviennent constamment dans des questions où elles ne sauraient avoir de compétence (Placement, sortie, maintenue, etc.). » (Dardel.)

Le projet Roussel continue à accorder la sortie, dans les cas de placement d'office, au préfet. Il renferme deux innovations importantes. L'art. 49 consacre la sortie à titre d'essai. Si la sortie devait durer un mois, les médecins pouvaient l'accorder ; si elle devait durer davantage, l'autorisation du préfet, après avis du médecin-inspecteur, était nécessaire. Le maire de la commune où l'aliéné se retirait devait être prévenu et, « en cas de rechute du malade, il était chargé de veiller à sa prompte réintégration à l'asile ». Une deuxième réforme consiste dans le contrôle exercé obligatoirement par le médecin-inspecteur à la sortie, car « la commission permanente de contrôle départementale fondit comme la neige au soleil, et il n'en resta que le médecin-inspecteur départemental » (Dardel). Ce qu'il faut surtout retenir de ce projet, c'est la reconnaissance légale des sorties d'essai.

Le projet Reinach-Lafont introduisit les quartiers d'observation où séjournait jusqu'au placement définitif (jugement du tribunal statuant) tout aliéné interné volontairement ou d'office.

« Le médecin-inspecteur était supprimé, l'on revenait au système de la loi de 1838, le traitement et la sortie n'étant plus soumis au contrôle éclairé d'un protecteur légal de la santé des aliénés » (Dardel). La mise en liberté de même que l'internement étaient ordonnés par le tribunal. La sortie d'essai était admise.

Les projets Dubief et Strauss confient au tribunal en Chambre du Conseil le soin de se prononcer sur la sortie (qui est révocable et ne peut être que conditionnelle) d'après la déclaration du médecin que l'interné est ou non guéri, qu'il est ou non suspect de rechute de nature à compromettre la décence et la tranquillité publique ou sa propre sécurité. Les sorties d'essai sont reconnues légales.

Avant d'aborder l'étude des grands systèmes proposés, nous voudrions encore mentionner deux projets d'après guerre : le projet d'un aliéniste, du Dr Colin, médecin en chef des asiles de la Seine, ancien directeur de la 3e section de l'asile de Villejuif et le projet de loi d'un juriste, de M. Henri Michel, conseiller à la Cour d'appel de la Seine et secrétaire de la commission de surveillance des asiles du département de la Seine.

M. Colin détache les articles relatifs à la question des aliénés criminels figurant dans le projet dont le Dr Gérante était rapporteur au Sénat en 1911 et en fait un projet de loi spécial qui pourrait être rapidement voté. La mise en liberté est réglé par l'article 6 :

« Lorsque la sortie d'un des aliénés internés en vertu des articles 1er, 2 et 5 est demandé, le médecin traitant doit déclarer si l'intéressé est ou non guéri et, en cas de guérison, s'il est ou non susceptible d'une rechute de nature à compromettre la sécurité, la décence ou la tranquillité publique et sa propre sûreté.

« La demande et la déclaration sus-dite sont déférées de droit au tribunal qui statue en Chambre du Conseil dans les formes prescrites à l'art. 2.

« Si la sortie n'est pas accordée, la Chambre du Conseil peut décider qu'il ne sera procédé à l'examen de toute nouvelle demande qu'à l'expiration d'un délai qui ne peut se prolonger au delà de six mois.

« La sortie accordée est révocable et ne peut être que conditionnelle.

« Elle est alors soumise à des mesures de surveillance réglées par la Chambre du Conseil d'après les circonstances de chaque cas particulier.

« Si les conditions ne sont pas remplies, ou s'il se produit des menaces de rechute, la réintégration immédiate à l'asile doit être effectuée.

« Les mêmes règles sont applicables à la sortie des aliénés vicieux ou difficiles.

« Tout aliéné traité dans un des asiles ou quartiers de sûreté, les aliénés criminels devenus inoffensifs (P. G., déments, etc.) peuvent être mis en liberté ou transférés dans les asiles ordinaires par décision du tribunal au vu d'un certificat médical. »

D'après l'article 2 il est à retenir que, si la guérison précède l'expiration de la peine, il en est référé au jugement du tribunal qui, après rapport du médecin, décide ou de la réintégration en prison ou de la maintenue à l'asile ou de la sortie.

L'article 3 du projet de loi de M. Henri Michel est ainsi conçu :

« Les mesures qui doivent être appliquées par la juridiction répressive ou, en cas de non-lieu, par la Chambre du Conseil, sont les suivantes :

« 1° L'auteur du fait pourra être envoyé dans un quartier spécial d'un établissement d'aliénés où il sera maintenu jusqu'à ce que la Chambre du Conseil, statuant sur le rapport de trois médecins experts des maladies mentales, ait constaté, soit que le malade présente des garanties suffisantes de non-récidive, soit que d'autres mesures énumérées au présent article peuvent lui être appliquées.

« 2° Il pourra être remis à une société d'assistance organisée spécialement et approuvée par le Ministère de l'Hygiène qui, sous le contrôle du parquet, lui assurera la surveillance et le traitement convenant à son état. Il ne pourra être délié de cette surveillance que suivant les formalités indiquées au § précédent (état de demi-liberté sous contrôle médical et du parquet).

« S'il n'y a pas de société organisée pour le département, il appartiendra à l'autorité préfectorale d'assurer l'application des mesures ordonnées.

« 3° Il pourra être mis en liberté surveillée, ainsi qu'il est procédé pour les mineurs, et confié à une personne qui prendra l'engagement de lui assurer les soins de surveillance nécessaires et sera civilement responsable conformément à l'art.

1384 du C. C. (sans cela la surveillance serait illusoire).

« Cette surveillance ne pourra prendre fin que
suivant les formalités indiquées au § 1er. Au cas
où la société ou la personne chargée de la surveillance ne pourra plus assurer les soins nécessaires,
la Chambre du Conseil en désignera une autre
sur requête du parquet.

« Article 4. Au cas où les mesures ordonnées
seront reconnues insuffisantes, la Chambre du
Conseil pourra, sur requisition du ministère public,
ordonner l'internement conformément au n° 1
de l'art. 3.

« Dans tous les cas où la Chambre du Conseil
devra statuer, celui qui devra être l'objet des mesures requises sera assigné ainsi qu'il est dit en
l'article premier et sera assisté d'un avocat ou,
s'il n'y a pas de barreau, d'un avoué.

Pour résumer, « c'est donc non un internement
perpétuel que le tribunal devra ordonner, mais un
internement sans limitation de durée et qui ne
devra prendre fin que le jour où il apparaîtra
que le malade est revenu à la raison et offre des
garanties suffisantes de stabilité mentale pour
pouvoir être rendu à la vie libre et normale ; ce
serait en somme le maintien de l'aliéné criminel
dans un asile jusqu'à ce qu'il ait donné des gages
de ne pas retomber dans les mêmes errements.
Les criminels, placés dans des quartiers spéciaux
d'asile, où la loi de 1838 ne serait pas applicable
et où un retour à la raison ne serait pas suffisant
pour obliger l'autorité judiciaire à ordonner

l'élargissement, ne pourraient être rendus à la liberté que le jour où des experts spécialement choisis auraient reconnu que le malade est revenu à la santé et offre toutes les garanties de non-récidive. Sur le vu de leur rapport, le tribunal ordonnerait la mise en liberté.» (Henri Michel, dans les Commentaires accompagnant son projet de loi.)

*　*　*

VI.

ÉTUDE CRITIQUE DES MODES PROPOSÉS POUR LA SORTIE DU QUARTIER DE SURETÉ.

Comment et à la suite de quelles constatations, l'aliéné criminel sortira-t-il de l'asile spécial? Quelles seront les autorités compétentes pour ordonner son élargissement? — Telles sont les questions qui se posent et qu'il faut chercher à résoudre.

En groupant les différents projets d'après l'autorité compétente à intervenir, nous arrivons à trois grands systèmes:

Les partisans de la compétence administrative laissent au préfet tout droit pour statuer sur la sortie, soit en se tenant simplement aux dispositions de la loi de 1838, soit en y introduisant quelques mesures spéciales, soit enfin pour éviter une mise en liberté trop hâtive d'individus dangereux ayant eu des démêlés avec la justice, en décidant que, dans tous les cas, le préfet ne pourra agir que sur l'avis conforme du parquet. Celui-ci connaît l'inculpé et ses antécédents. Il en résulte que ses déclarations seront toujours bonnes à connaître.

Un deuxième système admis par le Congrès

de Médecine mentale en 1878, propose la création de commissions dont l'avis devrait précéder
tout ordre de mise en liberté. Dans cette commission seraient représentées la science dans la personne du médecin traitant, l'administration ensuite dans la personne du préfet ou de son délégué,
enfin l'autorité judiciaire dans la personne du
procureur général du ressort ou de son représentant. La Commission pourrait, si elle le juge
nécessaire, faire appel aux lumières d'autres médecins aliénistes.

Le troisième système admet l'intervention de
l'autorité judiciaire, et plus spécialement de la
Chambre du Conseil pour la décision relative à la
mise en liberté, le tribunal ayant la faculté, mais
non l'obligation de faire appel à l'expertise de
trois aliénistes.

Ces divers systèmes ayant le mérite d'être re-
tenus ont des points communs et aussi de grosses
différences. Les points communs, c'est la reconnaissance tacite du rôle du médecin puisque dans
tous on fait intervenir des médecins aliénistes.
Mais ils ont aussi de grosses différences quant
aux autorités qui ont à intervenir et quant au
mode d'existence imposé à l'aliéné criminel après
sa sortie. Chercher à les concilier serait aboutir
à la construction d'un système trop compliqué
et en fait inapplicable. Nous allons examiner
la valeur de chacun d'eux et nous espérons des
critiques qui peuvent leur être opposées, faire
jaillir un système simple et assez souple pour
suffir dans tous les cas.

Faisons remarquer tout d'abord que si la question de la mise en liberté de ces malades est si complexe, c'est qu'en réalité il est tout à fait exceptionnel qu'elle puisse avoir lieu par guérison. Si la guérison de tels malades était fréquente, la loi de 1838 suffirait bien et point ne serait besoin d'édifier une législation spéciale. Mais en pratique si le médecin traitant devait attendre la guérison d'un aliéné criminel pour proposer sa sortie, l'internement de ce dernier aurait une durée qui se confondrait avec celle de la vie du malade.

Y a-t-il réellement lieu de transférer à l'autorité judiciaire la sortie de tout aliéné qui a commis un crime ou délit? Une pareille compétence attribuée au tribunal ne saurait présenter que de graves inconvénients sans compensation d'aucun réel avantage qui ne pourrait être obtenu par d'autres moyens moins entachés d'impersonnel absolutisme contre lequel il serait difficile de réagir. Avec Collart, nous reconnaissons bien la compétence de la justice dans les mesures d'administration protectrice des aliénés ou des tiers mais nullement dans celles qui peuvent faire obstacle aux mesures conseillées par le médecin qui seul peut être compétent dans cette question, qui seul peut étudier l'état d'âme et le caractère de son malade, surveiller ses faits et ses gestes depuis son internement et qui peut ainsi après un examen scrupuleux peser les chances de récidives.

« Pourquoi, dit le professeur Rémond, vouloir

confier à des magistrats des décisions où ils n'ont aucune compétence? Le juge peut-il apprécier si le malade qu'on lui soumet est dangereux ou ne l'est pas? Evidemment non. Tout ce qu'il peut faire, c'est enregistrer les conclusions de l'expertise. »

« N'eût-il pas été dès lors aussi simple de prescrire d'office cette expertise et de l'organiser dans la loi sans saisir le pouvoir judiciaire? » (Joseph Vallet.)

Si le magistrat se croit assez d'autorité pour passer outre le certificat médical et autoriser la sortie d'un malade dans son état lucide, quel danger! Pour preuve le fait « d'un jeune procureur qui prit un jour sous sa toque neuve l'idée de faire mettre en liberté par le tribunal, malgré l'avis du médecin, un malade qui lui avait paru au cours d'une visite jouir de sa pleine raison et n'avoir pas sa place dans l'établissement. Le lendemain, le malade était ramené à l'asile, mais il avait eu le temps dans l'intervalle de tuer un passant inoffensif et qu'il ne connaissait pas, mais qui lui apparut comme un de ses persécuteurs. » (Dubief, rapport du 23 décembre 1898.)

« Pourquoi les magistrats hésiteraient-ils d'ailleurs à prendre le parti qu'à défaut de lumière suffisante le bon sens ordinaire les incline si fortement à prendre. Aucune responsabilité ne peut être encourue par eux pour avoir mal apprécié les faits de la cause. Leur réputation professionnelle ne risque pas d'en être compromise à l'égal des docteurs-aliénistes qui commettraient une erreur grossière de diagnostic. » (Jules Collart.)

« Pourquoi alors faire intervenir le tribunal et donner ainsi à une mesure purement médicale et administrative l'allure d'une peine ? » (Prof. Raymond.)

« La publicité d'une des tares que l'on a le plus à cœur de cacher serait en effet établie d'une façon aussi parfaite que celle relative au droit foncier. » (Collart.)

L'intervention du tribunal pour les aliénés criminels aboutit à ce paradoxe qu'un malade (aliéné criminel) ayant conscience de sa situation (internement) sera plus durement traité par le tribunal, qui envisage la défense sociale, qu'un criminel ou délinquant responsable non aliéné qui sera puni d'une peine afflictive et infamante il est vrai, mais peine limitée dans sa durée par le C. P.

En outre, si le tribunal refuse la sortie sur l'avis d'un expert ou simplement sur la notion des délits antérieurs, quels moyens aura le médecin traitant de faire prévaloir sa certitude ? Il ne pourrait y avoir de recours, ainsi qu'il en est actuellement.

A ces critiques peut s'en ajouter une autre procédant de notre souci de la réalité des faits. Voyons quel serait le jeu de la nouvelle législation une fois édictée.

D'après le projet Michel, le tribunal ferait appel à trois médecins experts. Nous supposons que ces trois experts désignés seraient des alié-

nistes, puisqu'une circulaire du Ministre de la
Justice prescrit de ne faire appel qu'à des médecins diplômés d'un institut de médecine légale
pour les expertises psychiatriques. Nous voyons
difficilement dans beaucoup de régions le fonctionnement de cette triple expertise. Ne sera-t-il
pas trop souvent impossible de trouver sur place
trois aliénistes en dehors du médecin traitant.
Même lorsqu'on aura facilement ces experts sous
la main, comme dans le département de la Seine
ou dans les grands départements avec Faculté
de médecine et un nombre suffisant de psychiatres,
ne peut-on pas craindre que ces expertises si peu
rémunérées qu'elles soient ne se multiplient au
point de grever assez lourdement les crédits
budgétaires mis à la disposition du procureur de
la République surtout si, comme il est prévu,
le malade a le droit de renouveler sa demande de
sortie tous les six mois et par suite de déclancher
automatiquement la lourde machine judiciaire
à des délais aussi courts. Ne peut-on pas craindre
dès lors que la garantie la plus importante donnée
tant au malade qu'à la société par l'institution
de l'expertise obligatoire ne devienne rapidement
lettre morte de par les difficultés financières et de
par le temps considérable qu'elle exigerait aussi
bien des juges que des médecins experts.

En ce qui concerne les experts, aucune difficulté pour leur conclusion s'il s'agit d'un aliéné
évident très dangereux, mais pour la majorité des
aliénés criminels, les amoraux ou les pervers
instinctifs, ne se trouveront-ils pas en présence

des mêmes doutes que le médecin traitant quant au degré d'intimidabilité du malade et à son degré de réadaptation à la.vie sociale? Ceci ne pourrait évidemment condamner l'expertise, mais leur situation en regard de la décision à prendre sera plus pénible encore, à notre avis, que celle du médecin traitant, beaucoup plus à portée de connaître à fond le malade qu'il voit tous les jours, et cela à cause de la courte durée de leurs examens si répétés qu'ils soient.

Une notion très importante dont la méconnaissance risque de désagréger tout le système proposé est donc négligée dans la proposition de loi de M. Henri Michel: c'est que l'aliéné criminel ou du moins le pervers constitutionnel ne peut être connu du médecin que par une observation quotidienne et prolongée. Ce n'est pas un diagnostic condensé en quelques formules qui peut orienter les conclusions de l'expertise, mais la connaissance approfondie de la psychologie du malade. Si l'on ignore celle-ci, avec toutes ses tendances, on ne peut pas se prononcer sur l'attitude que prendra l'aliéné criminel replacé dans le milieu social.

Dernière critique, plus grave que les précédentes: le rôle des médecins experts dans les systèmes qui remettent la décision de mise en liberté entre les mains de l'autorité judiciaire ne sera toujours qu'un rôle secondaire, car il est constant que les conclusions d'un expert ne lient jamais le tribunal qui reste toujours libre de rendre un jugement en opposition avec ces conclusions. Demander que la décision du tribunal ne fasse qu'entériner l'opinion médicale des experts se heurte à une impossibilité suivant les principes mêmes du droit pénal.

Tels sont les motifs qui nous portent à nous opposer à l'intervention de la justice pour prononcer la sortie ou le maintien d'un aliéné criminel, tant au moins que la conception actuelle de répression dirigera la jurisprudence pénale et que les magistrats ne seront que les vengeurs de la société, si l'on veut bien nous passer cette expression malgré sa forme ampoulée.

Nous croyons inutile d'insister longuement sur la création de commissions telles qu'elles seraient organisées d'après le projet Roussel, par exemple.

Outre la difficulté de réunir de telles commissions aussi souvent qu'il le faudrait, il est impossible de ne pas voir en elles, comme membre prépondérant, le médecin traitant.

La critique la plus efficace que l'on puisse donc adresser aux commissions, c'est qu'elles suppriment toute responsabilité au sujet des conséquences de la décision sans supprimer celle du médecin traitant. Que des commissions soient utiles, soient même indispensables pour apporter aux pouvoirs publics la solution de grandes questions économiques ou sociales par une réunion de compétences qui se seront mises d'accord après discussion, cela est parfait. Mais dans la matière qui nous occupe il n'en est pas ainsi, et déférer la décision à une commission serait uniquement remplacer un tribunal judiciaire par un

autre qui jugerait sans autre base de détermina-
tion que l'avis du médecin traitant. Ceci suffit
à condamner ce genre de commission.

Toute autre chose serait une commission de
médecins aliénistes désignés par le préfet et dont
ferait obligatoirement partie le médecin traitant.
Dans notre conception cette commission de médecins non chargés de décider sur la sortie d'un
malade servirait uniquement à donner au préfet
les éléments de la décision en lui apportant des
propositions collectives. Ce système aurait l'a-
vantage de réunir des compétences et, tout en
diminuant la responsabilité du médecin traitant,
de lui permettre de discuter son avis avec ses
confrères, ce qui n'a pas lieu dans le cas d'une
décision judiciaire sur expertise, les experts
pouvant apporter leurs conclusions en dehors de
lui. En somme les pouvoirs du préfet ne subiraient
aucune limitation. Et c'est en cela surtout que
cette innovation proposée se différencie du système des commissions contre lesquelles nous nous
sommes élevés.

Nous arrivons ainsi par une pente naturelle
à étudier les modifications qu'il y a lieu d'apporter
au régime dans lequel c'est au préfet qu'appartient normalement le soin d'ordonner la sortie.

D'après la loi de 1838 le préfet motive toujours ses arrêtés de sortie pris sur le vu d'un certificat médical. En général il s'en tient à l'avis
ou à la proposition du médecin traitant; cependant il peut toujours charger un autre médecin
de lui faire un rapport sur le malade avec des

propositions de maintien ou de sortie. L'article 4
de la loi de 1838 dispose en effet que « le préfet et
les personnes spécialement déléguées par lui ou
par le Ministre de l'Intérieur, etc... recevront les
réclamations des personnes qui y (dans les établissements d'aliénés) seront placées et prendront
à leur égard tous renseignements propres à faire
connaître leur position ». C'est en vertu de ce
texte qu'on a créé dans certains départements
des médecins inspecteurs des asiles chargés sous
l'autorité du préfet d'examiner tous les malades
internés, d'abord après l'admission et ensuite
lorsqu'ils adressent des réclamations au préfet.
Dans les asiles du département de la Seine, cette
fonction d'inspection est confiée à des médecins
des asiles qui sont presque tous des collègues du
médecin traitant. Dans le département du Rhône
un médecin des asiles d'aliénés, sans service, est
nommé médecin inspecteur. Dans ce dernier cas,
le désir du préfet de s'entourer de tous renseignements avant de faire sortir un malade a conduit
à la création d'une fonction de « superpsychiatres ».
D'autres fois le préfet invite un médecin de son
choix ou parfois, mais seulement dans certains
départements sièges de Faculté, un professeur de
psychiatrie à lui faire un rapport sur la demande
de sortie d'un tel malade, et arrête la sortie ou le
maintien sur ces propositions. De cette façon le
médecin traitant est dégagé, il est vrai, de toute
responsabilité ; mais les médecins délégués par le
préfet peuvent se passer complètement de son
avis et formuler des conclusions entièrement op-

posées aux siennes. Il lui est alors à peu près impossible de faire prévaloir son opinion, s'il n'en est pas tenu compte, ou au moins d'obtenir qu'elle soit discutée. Cette façon de procéder, si elle donne au préfet les éléments de décision les plus complets, ne va pas sans revêtir parfois un certain caractère de défiance auquel le médecin traitant ne peut pas rester insensible. Et si ce dernier peut se tromper ou manquer d'opinion ferme, l'aliéniste délégué par le préfet n'est-il pas aussi, comme tout médecin, sujet à erreur, étant placé dans des conditions plus difficiles encore. En somme ce modus vivendi assez fréquemment appliqué ne fait que déplacer la responsabilité. C'est pourquoi nous préférons le système de la commission des médecins tel que nous l'avons exposé plus haut.

* * *

VII.

LE MÉCANISME PROPOSÉ POUR LA SORTIE

L'exposé des législations étrangères et des
projets de loi français fait ressortir la préoccupa-
tion de ne pas replacer brusquement l'aliéné criminel dans le milieu social sans avoir apprécié son
adaptabilité.

Certains auteurs regrettent que les sorties d'essai
ne soient pas rendues légales. Si pour les aliénés
autres que les aliénés criminels le congé d'essai
est entré dans la pratique en maints départements, il n'en est pas de même pour l'aliéné criminel. Celui-ci ne connaît que le maintien ou la
mise en liberté pure et simple. C'est le procédé
de Hœrdt et de Villejuif. Cependant à l'asile de
Hœrdt la solution brutale de la mise en liberté
définitive peut être corrigée, comme nous l'avons
déjà dit, par le placement dans un pavillon d'a-
liénés ordinaires, placement qui remplace la sortie
d'essai non existante. Toutefois cette sortie
d'épreuve ne peut être envisagée que dans certains cas et il peut se produire telle circonstance
où on est amené à préférer faire sortir complètement l'individu que de le conserver avec une
liberté relative dans un quartier ordinaire. Ce

fait paradoxal montre bien la lacune de notre
législation.

A notre avis la sortie pure et simple ne devrait
jamais être accordée au genre d'aliénés dont il est
question. Il serait désirable que la sortie d'essai
fut inscrite dans la loi. Elle pourrait être réalisée
de deux façons. Si le malade est sans famille ou
si celle-ci présente des tares qui ne lui permettent
d'offrir toutes les garanties exigibles, l'aliéné,
dont la sortie est prévue, devrait être placé dans
un autre quartier de l'établissement sous un régime de demi-liberté soigneusement dosé par le
médecin qui aurait la possibilité de continuer à
observer son malade dans une situation se rapprochant davantage de la vie du dehors et d'apprécier son adaptabilité à la vie sociale. En cas
d'échec, le malade serait replacé au quartier de
sûreté, dans le cas contraire il serait mis en liberté
définitive par arrêté préfectoral. La commission
des médecins interviendrait avant et à l'expiration de la sortie d'épreuve afin de provoquer cette
mesure.

Dans une deuxième alternative et alors que cette
observation prolongée d'adaptabilité ne paraîtrait
pas nécessaire, le malade pourrait être placé
directement dans sa famille ou dans une œuvre
d'assistance. Cette libération devrait être entourée
de garanties sérieuses de surveillance, et pour ce
faire, la personne ayant pris l'engagement d'assurer les soins nécessaires serait civilement responsable conformément à l'article 1384 du C. C.

Nous ne sommes pas partisans du comité de

patronage qui ne peut qu'assister l'aliéné à sa sortie en lui procurant du travail et éventuellement quelque argent. Il y aurait lieu de craindre qu'un pervers instinctif n'exploite et ne dupe les philanthropes composant ce comité.

L'arrêté préfectoral de sortie devrait imposer à l'aliéné criminel, suivant sa profession et ses conditions familiales, un lieu de domicile qu'il ne pourrait quitter sans autorisation de la police locale. Celle-ci serait chargée de la surveillance du malade sous l'autorité du procureur de la République qui pourrait en outre déléguer telle personne de son choix pour visiter de temps en temps le malade libéré et s'assurer qu'il mène une existence normale. Si ce dernier ne réalisait pas les promesses qu'il a prodiguées en vue d'obtenir sa sortie ou s'il tentait de quitter le lieu de résidence qui lui est fixé afin d'échapper à toute surveillance, il devrait être ramené sans nouvelles formalités et par ordre du préfet du lieu de sa résidence au quartier de sûreté d'où il est sorti et cela sans attendre qu'il ait commis un nouveau délit.

La surveillance exercée sur lui, pour discrète qu'elle puisse être, devrait cependant être assez sensible de façon qu'il soit engagé à se bien comporter, le critérium de l'intimidabilité conservant sa valeur. Elle devrait en plus se poursuivre sans limitation de durée et être prescrite dans tous les cas, même si le malade avait préalablement subi la sortie d'épreuve dans l'asile. De toute façon et pour éviter de rendre la surveillance illusoire ou impossible, le malade ne devrait jamais être autorisé à se rendre à Paris ou dans une autre de nos grandes villes, même si sa famille y était domiciliée.

Ce système nous paraît plus pratique et aussi plus efficace que celui proposé par Porcher qui demande l'interdiction de séjour et en cas de récidive la relégation. Ces mesures nous paraissent quelque peu brutales à l'égard de malades, si pervers qu'ils soient. La relégation en effet ne peut être prononcée que par les tribunaux envers des sujets coupables de crimes graves avec plusieurs récidives; quant à l'interdiction de séjour, elle n'est applicable qu'à des condamnés responsables et on sait trop, d'autre part, combien cette mesure est inopérente et illusoire.

Le mode de sortie que nous proposons devrait exclure la possibilité pour les malades du quartier de sûreté d'obtenir leur élargissement par voie de requête adressée au tribunal siégeant en Chambre du Conseil. Des malades pour lesquels la sortie serait difficilement obtenue par recours au préfet parce que le médecin traitant ne pourrait faire des propositions favorables et parce que le procureur de la République, consulté par le préfet, s'y oppose, réussissent à la faire prononcer par le tribunal. Il semble qu'il serait logique de supprimer de la loi, pour ces malades, les dispositions de l'article 29.

Cet article a été édicté dans le but d'empêcher les séquestrations arbitraires. Or, nous ne croyons pas que celles-ci puissent être même envisagées pour des malades dont le placement est presque toujours ordonné sur la demande du procureur de la République.

Une surveillance médico-administrative aussi sévère et se prolongeant bien souvent toute une vie ne peut naturellement être appliquée qu'à bon escient, d'où l'importance de limiter la catégorie des aliénés criminels à un groupe clinique bien défini auquel seul conviennent les mesures proposées. C'est pourquoi l'admission des aliénés criminels au quartier de sûreté ne devrait être ordonnée d'abord qu'à titre provisoire et pour observation, et ne devenir définitive que lorsque le médecin est en état de déclarer s'il y a lieu de maintenir le malade au quartier de sûreté ou s'il n'y est pas à sa place. Dans ce dernier cas, le malade serait placé dans une division d'aliénés ordinaires, comme échappant à la définition clinique de l'aliéné criminel, et serait régi par la loi de 1838 sans que son délit ou crime ne lui crée une situation spéciale justifiant à son égard l'emploi des mesures ci-dessus.

* *
*

VIII.

CONCLUSIONS.

I. La conception juridique de l'aliéné criminel
à interner dans un quartier de sûreté doit être
remplacée par une conception clinique éliminant
de ce quartier spécial les individus qui malgré
leur crime ou délit ne sont pas particulièrement
dangereux pour la société (P. G., déments). Le
quartier de sûreté ne doit exister que pour les
aliénés criminels proprement dits très dangereux
ayant commis crime ou délit et pour les pervers
instinctifs dont l'aliénation affecte surtout la
sphère morale.

II. Tout aliéné criminel présentant une irresponsabilité totale, ou une responsabilité partielle ou atténuée à la suite de tares mentales
congénitales ou acquises ou bien de psychoses
vraies, ne devrait être placé que provisoirement
et pour une certaine durée d'observation au quartier de sûreté jusqu'à ce que le médecin traitant
puisse proposer à l'autorité préfectorale son maintien définitif ou au contraire son placement dans
un pavillon d'aliénés ordinaires, cette discrimination devant se faire sur la base du critérium
clinique des réactions morbides et du danger social
que présente le malade.

III. La législation française de 1838, muette sur les aliénés criminels, devrait être modifiée et complétée en tirant le meilleur parti possible de l'expérience déjà acquise à l'étranger.

IV. Dans la conception pénale actuelle basée sur la punition du crime considéré comme une entité philosophique, l'intervention de la justice pour la mise en liberté de l'aliéné criminel nous paraît soulever de graves critiques qui nous font repousser tous les projets de législation spéciale dont elle forme la base essentielle. Nous croyons préférable de confier à l'autorité administrative, c'est-à-dire au préfet, la décision à prendre pour le maintien ou la sortie de l'aliéné criminel placé dans un quartier de sûreté, le préfet motivant sa décision d'après l'avis collectif d'une commission médicale dont fait obligatoirement partie le médecin traitant.

V. La sortie du quartier de sûreté devrait s'effectuer par étapes successives: placement d'épreuve dans un quartier ordinaire, sortie à titre d'essai, mise en liberté dans des conditions de surveillance et de contrôle définies par la loi, la réintégration au quartier de sûreté pouvant être ordonnée à tout instant en cas d'infraction aux conditions posées. Le comité de patronage, proposé pour les aliénés non criminels, est insuffisant.

VI. Les condamnés devenus aliénés en cours de peine seraient, aprés mise en liberté, remis à l'administration pénitentiaire pour la durée de la peine restant à accomplir.

VII. Il y aurait lieu de supprimer l'article 29 de la loi de 1838 qui permet aux aliénés criminels d'obtenir la sortie en opposant l'une à l'autre les deux autorités administrative et judiciaire.

*
*
*

INDEX BIBLIOGRAPHIQUE.

ALLOMBERT-GOGET. — *La question de l'internement
des aliénés criminels*. Thèse de droit, Grenoble 1902.

ASCHAFFENBURG, Gustav. — *Die Sicherung der Ge-
sellschaft gegen gemeingefährliche Geisteskranke*.
Berlin 1912.

BOREL, Edouard. — *Du placement des aliénés criminels
en Suisse*. Thèse méd. Genève 1904.

COLIN, H. — *Les habitués des asiles* (Bulletin de la
société clinique de médecine mentale N⁰ 6, juin
1910).

  — *Trois aliénés criminels* (dito, N⁰ 8, nov. 1910).

  — *Le quartier de sûreté de Villejuif* (Annales médico-
psychol., octobre, novembre 1912).

COLIN et DEMAY. — *Aliénés criminels*, art. in Traité
de pathol. médic. et thérapeut. appliquée, Psychiatrie, tome II, chap. Ier, Paris 1921.

COLLART, Jules. — *Contributions à la réforme de la loi
du 30 juin 1838*. Thèse méd., Paris 1914.

DARDEL, Henri. — *La Question du traitement des aliénés
envisagée au point de vue législatif en France*. Thèse
méd., Paris 1907.

EICHSTEDT, Karl. — *Zur Frage der Gemeingefährlichkeit
bei Geisteskranken*. Inaug. Diss., Rostock 1909.

FEHLINGER, H. — *Reform des schweizerischen Straf-
rechts* (in Archiv für Kriminologie, 69. Bd. 2. Heft,
2. Okt. 1917, p. 132).

GAUDEUL. — *Contribution aux recherches sur l'hygiène
mentale. L'organisation psychiatr. pénitent. en
Belgique et en Alsace-Lorraine*. Thèse méd., Strasbourg 1922.

GELMA, Eugène. — *Un quartier de sûreté pour aliénés
dangereux. La « maison forte » de Hoerdt* (in Inform.
des aliénistes, mars 1920, p. 81).

Kéraval, P. — *Des mesures à prendre à l'égard des aliénés criminels.* Congrès des médecins alién. et neurolog., XIVe Session, Pau, août 1904.

Lepeuple, E.-R. — *L'assistance aux aliénés criminels.* Thèse méd., Bordeaux 1908-1909.

Manil. — *Les aliénés criminels. De l'autorité compétente pour reconnaître l'aliénation.* Thèse de droit, Paris 1901.

Michel, Henri. — *La législation et les aliénés criminels* (projet de loi) (in Inform. des aliénistes et neurolog., 17e année, No 10, décembre 1922, p. 240).

Monfort, Pol. — *De l'assistance aux aliénés criminels et délinquants anormaux.* Thèse méd., Nancy 1923.

Mouchard, Fr. — *Considérations médicales sur la section du projet de loi Dubief concernant les aliénés criminels et les criminels aliénés.* Thèse méd., Toulouse 1908.

Olivier, Maurice. — *Etudes cliniques relatives à l'internement des aliénés réputés criminels.* Thèse méd., Paris 1903.

Porcher, Ives. — *La sortie des déséquilibrés pervers et anti-sociaux délinquants placés d'office dans les asiles d'aliénés.* Thèse méd., Paris 1922.

Sérieux, Paul. — *L'assistance des aliénés en France, en Allemagne, en Italie et en Suisse.* Paris 1903.

Strauss, Paul. — *Rapport fait au Sénat relatif au régime des aliénés* (Sénat, année 1912, session ordinaire, No 324). Paris 1913.

Vallet, Joseph. — *Quelques considérations à propos de la réforme de la loi du 30 juin 1838* (dans Inform. des aliénistes, XVe année, 1920, p. 19).

Verger, Henri. — *L'évolution des idées médicales sur la responsabilité des délinquants.* Paris, Flammarion, 1923.

Verin, Marcel. — *Des aliénés criminels et criminels aliénés.* Thèse de droit, Rennes 1904.

Vervaek. — *La conception anthropologique du traitement des condamnés.* Bruxelles 1921.

TABLE DES MATIÈRES.